亲亲科学图书馆

医 院

〔法〕史黛芬妮·勒迪/文
〔法〕帕特里克·舍诺/图
沈志红/译

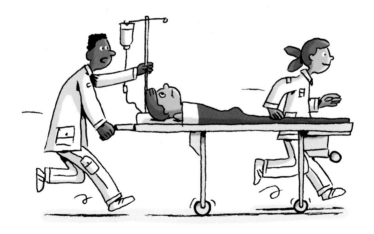

APETIME 时代出版
时代出版传媒股份有限公司
安徽教育出版社

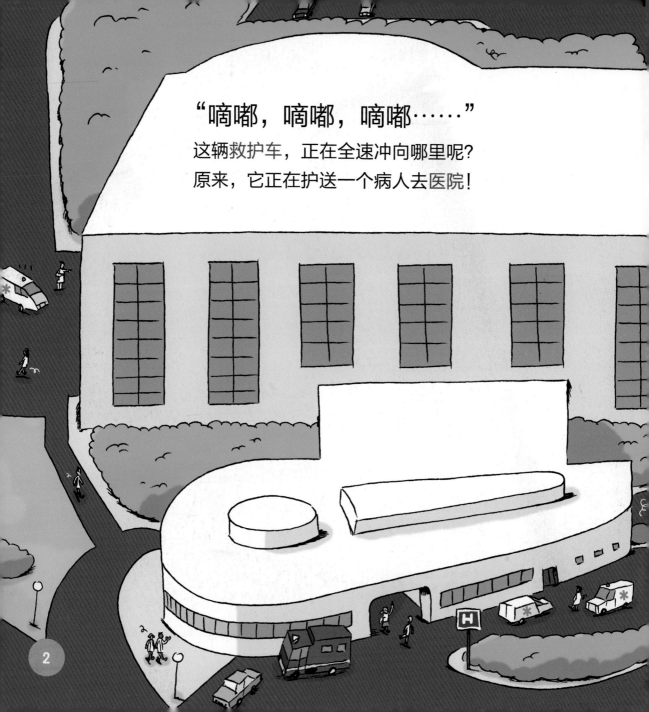

"嘀嘟，嘀嘟，嘀嘟……"
这辆救护车，正在全速冲向哪里呢？
原来，它正在护送一个病人去医院！

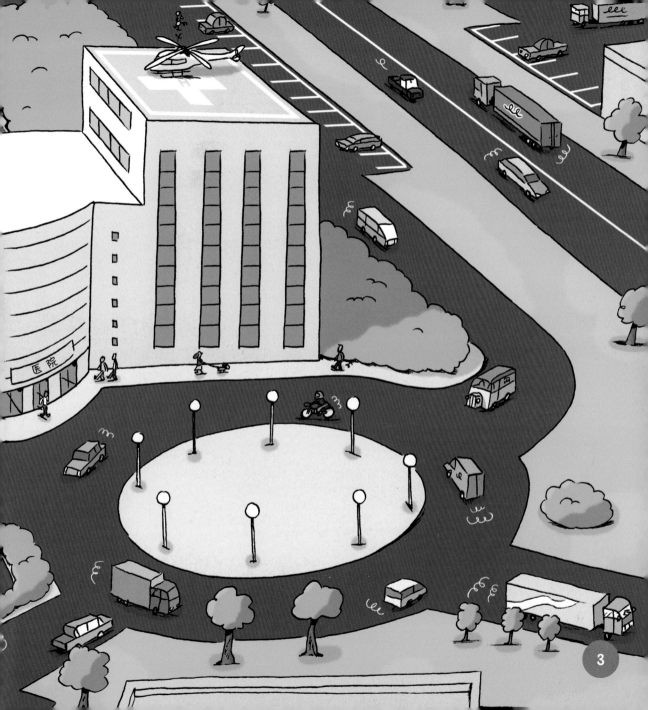

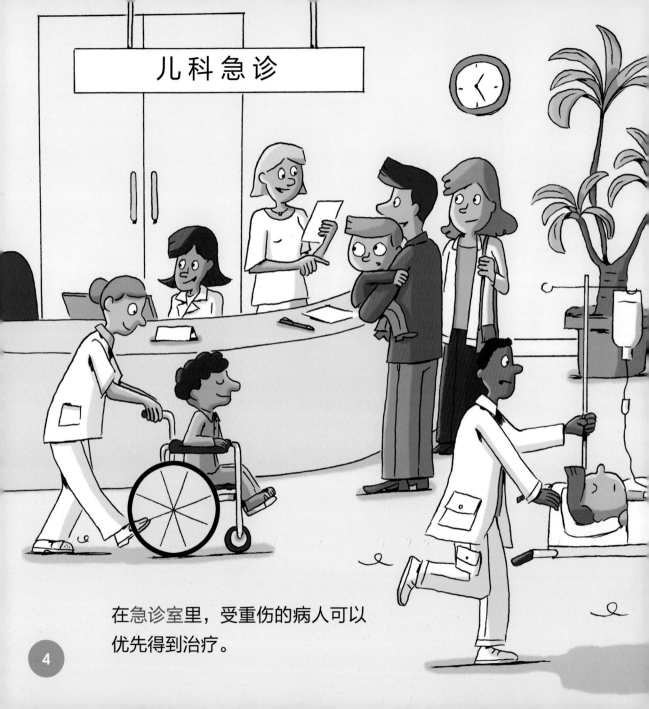

儿科急诊

在急诊室里，受重伤的病人可以
优先得到治疗。

4

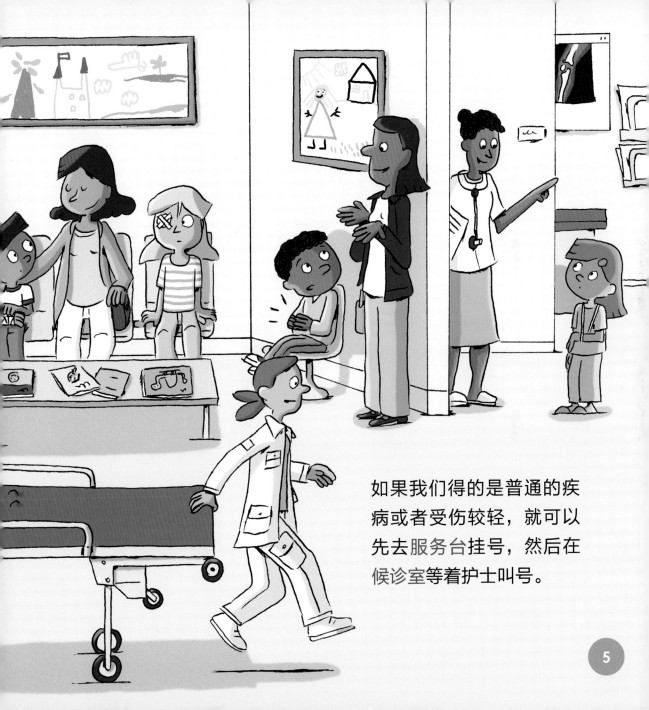

如果我们得的是普通的疾病或者受伤较轻，就可以先去服务台挂号，然后在候诊室等着护士叫号。

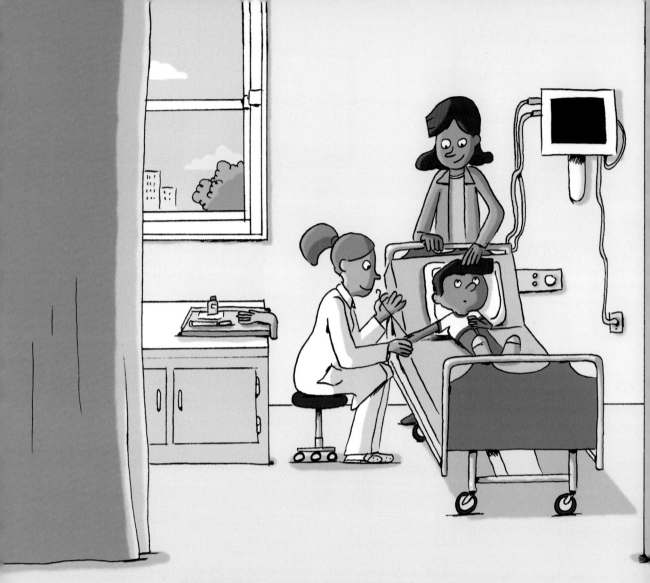

医生和护士正在一个个独立的小诊室里给病人做检查。
割伤了怎么办？那需要把伤口缝起来哦。

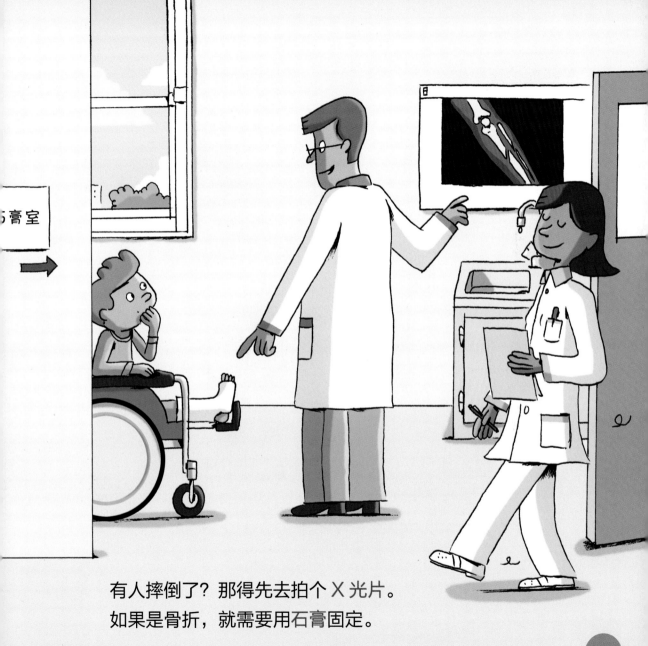

有人摔倒了？那得先去拍个 X 光片。
如果是骨折，就需要用石膏固定。

在各项检查都做完后，有的时候，医生还会让病人
留院观察一段时间。

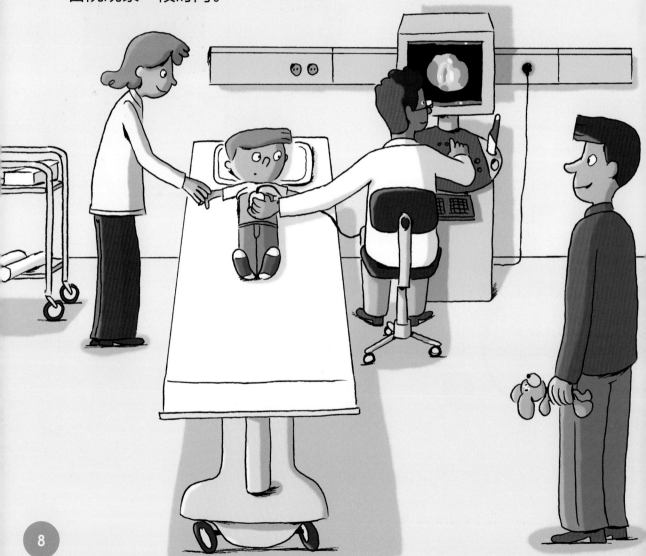

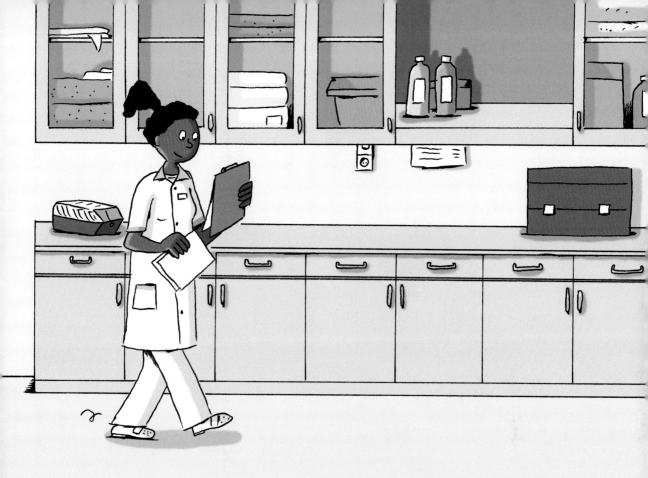

哎哟！这个小男孩的肚子疼得厉害。

医生诊断："他得了急性阑尾炎，必须明天就动手术……"

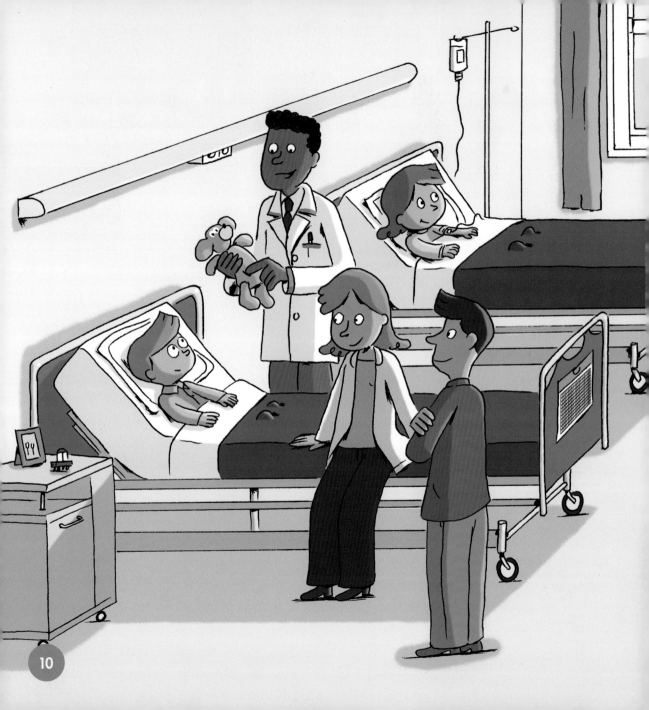

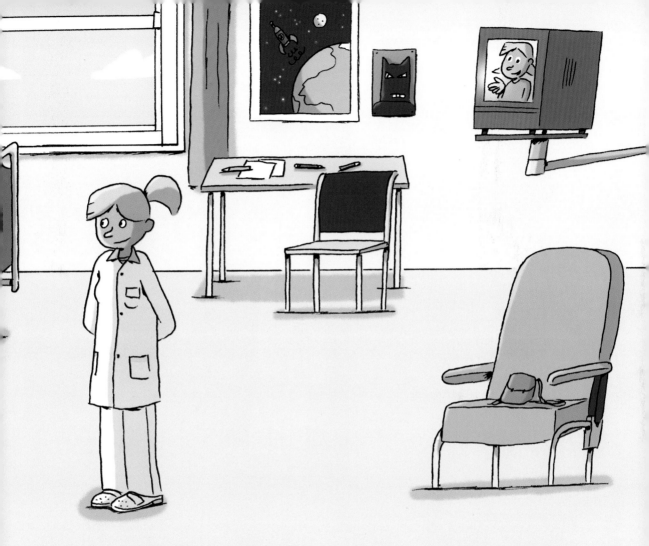

一位外科医生来病房看望小男孩。"别担心，"医生用一个毛毛熊玩具跟他比画着，告诉他手术过程中要做的动作，"明白了吗？这只是一个小手术！"

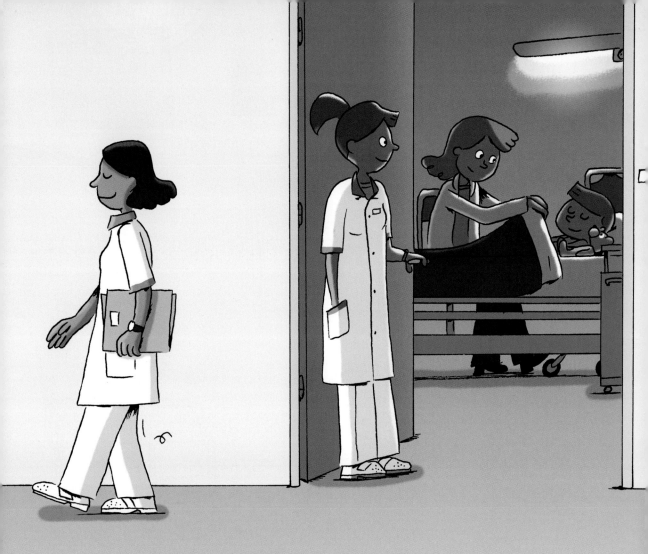

夜晚，医院里并没有完全安静下来。我们能听到医疗器械运转的声音，还有夜间照看病人的护士们的轻声细语。

幸好，爸爸妈妈也在。这样，小男孩就安心多了。

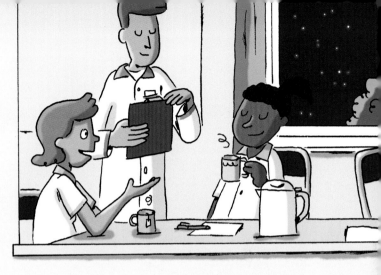

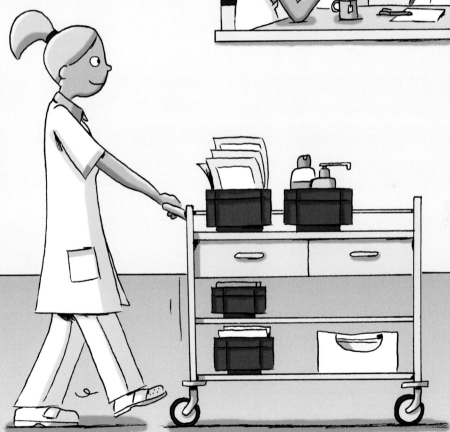

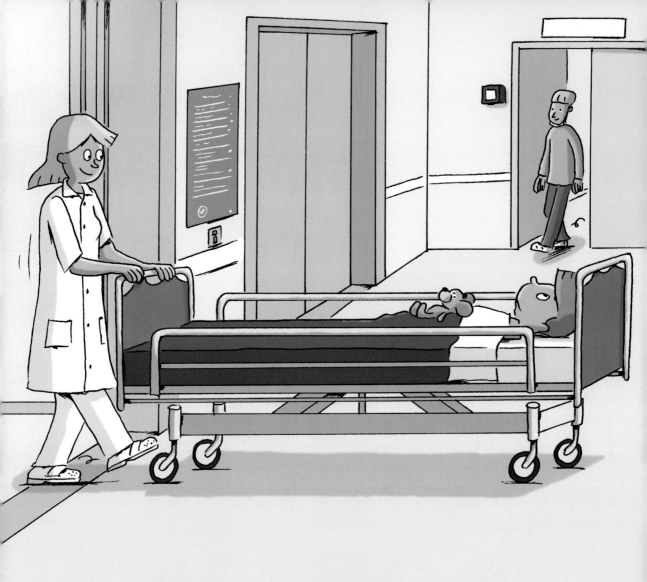

第二天早晨，一位专门负责照看儿童的护士——
保育员阿姨，把小病人推进了手术室。

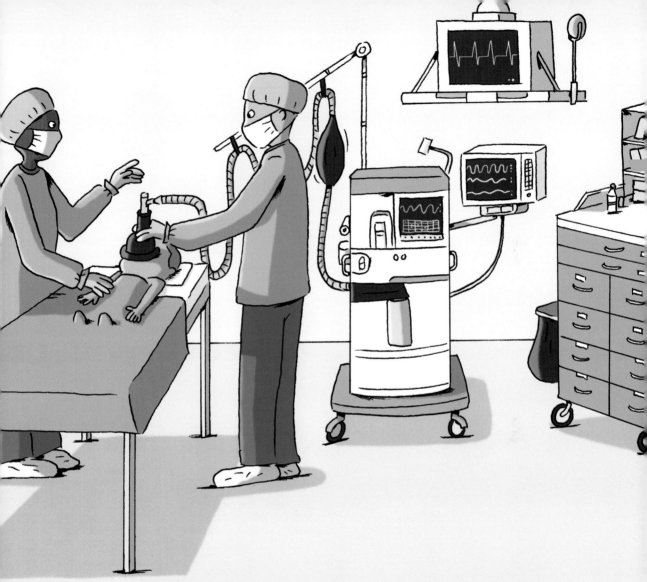

麻醉医师在小男孩脸上罩上一个面罩，这样他就会吸入
一种特殊的药物。还没数到三，小男孩就睡着了。

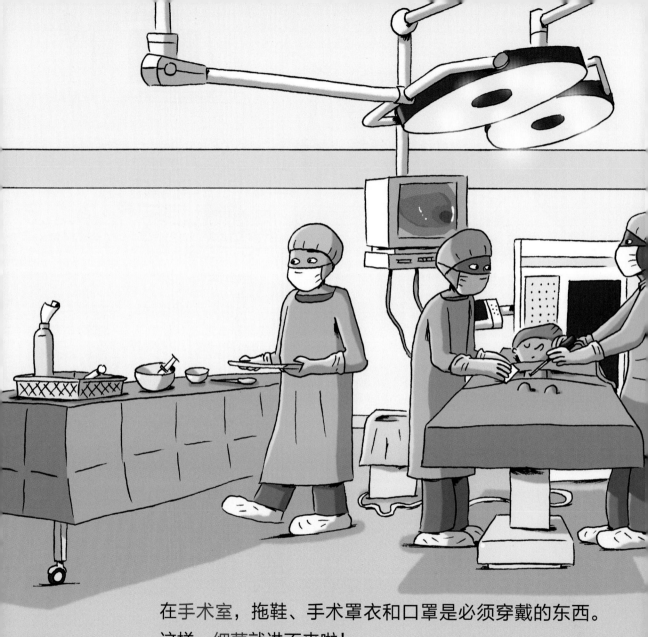

在手术室，拖鞋、手术罩衣和口罩是必须穿戴的东西。
这样，细菌就进不来啦！

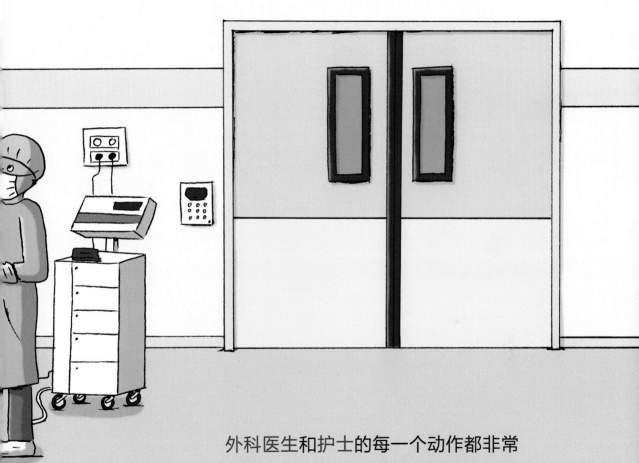

外科医生和护士的每一个动作都非常
准确。他们还会通过医疗设备上的屏
幕，掌握病人对手术的承受情况。

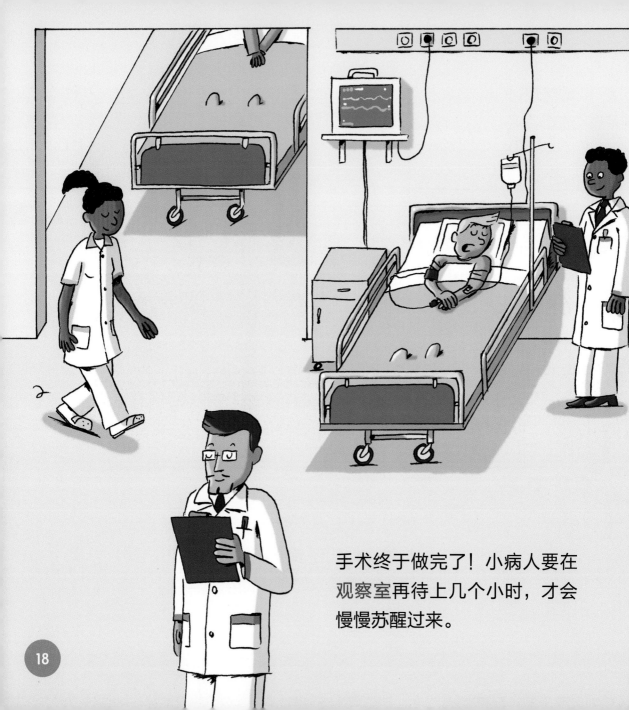

手术终于做完了！小病人要在
观察室再待上几个小时，才会
慢慢苏醒过来。

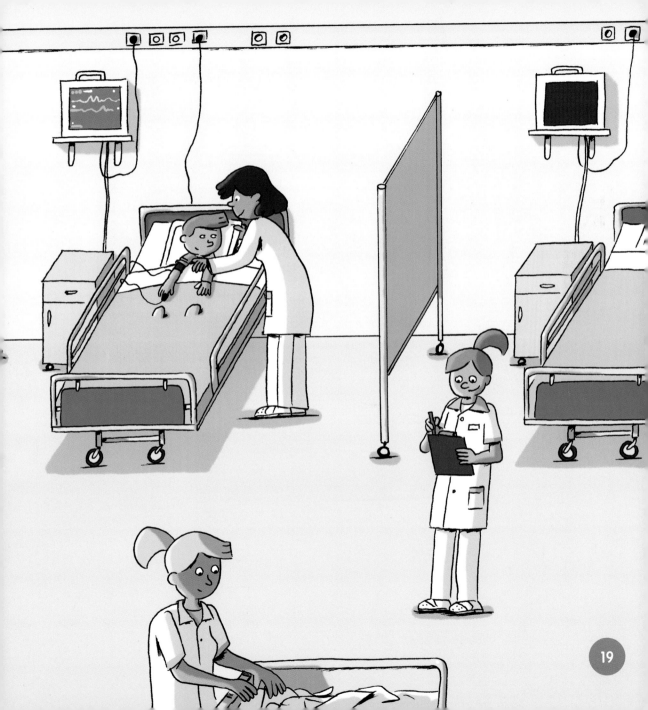

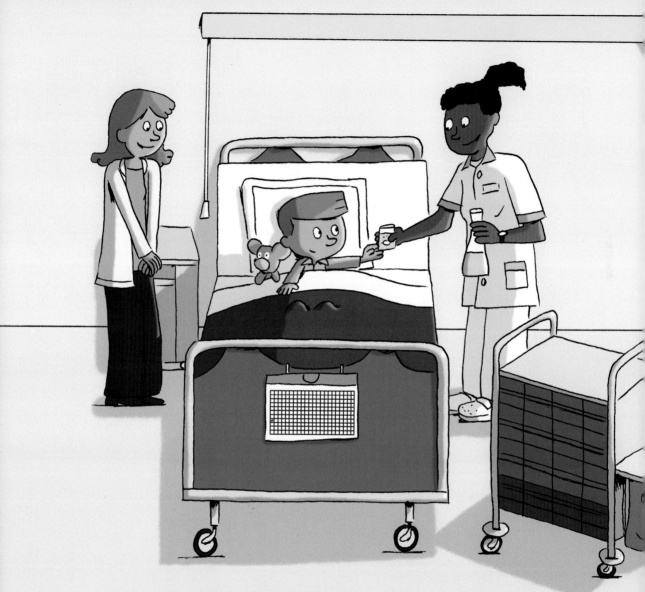

手术之后，我们会感到非常疲惫。这很正常！嘘，别吵！
小病人需要好好休息哦。

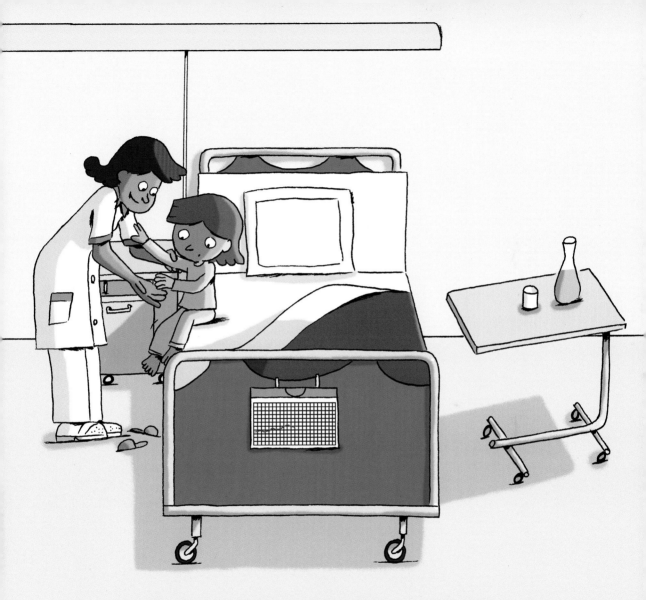

护士和护工都在不远处，如果感到不舒服或者有任何需要，
我们可以按铃请求他们的帮助。

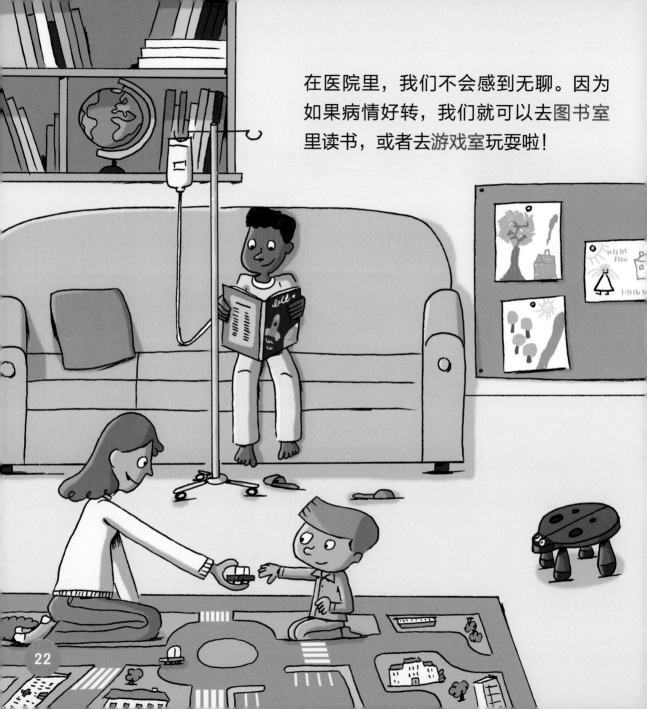

在医院里，我们不会感到无聊。因为如果病情好转，我们就可以去图书室里读书，或者去游戏室玩耍啦！

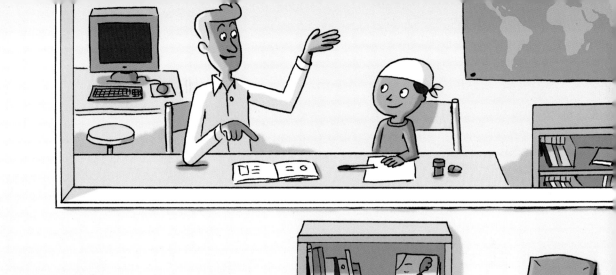

老师也会到医院，给生了重病、
需要长期住院的孩子上课。

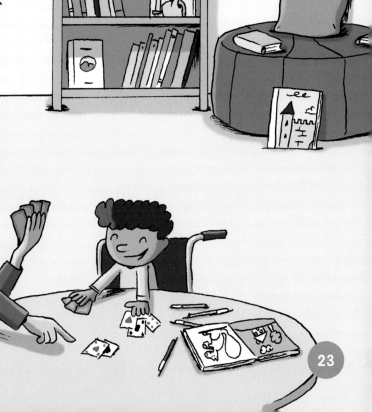

23

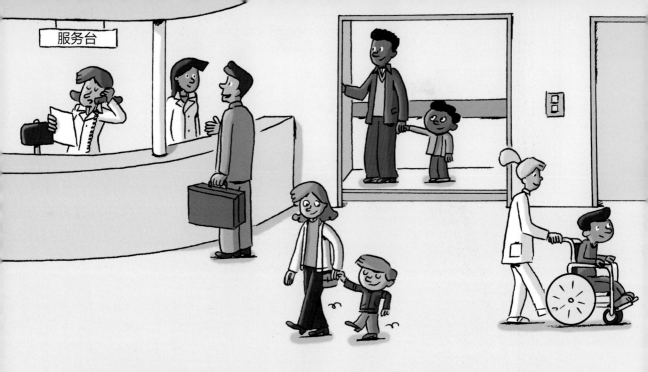

这个区域属于医院的儿科，是专门用来给儿童看病的。当然，医院也会给成人治病。成人的每种疾病也都有它对应的科室和专科医生。

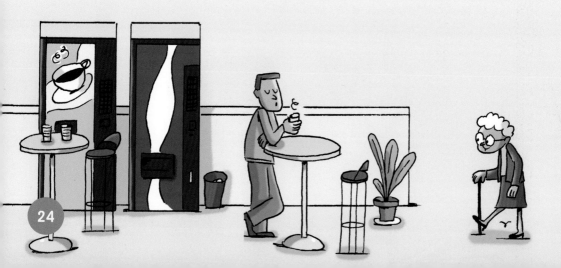

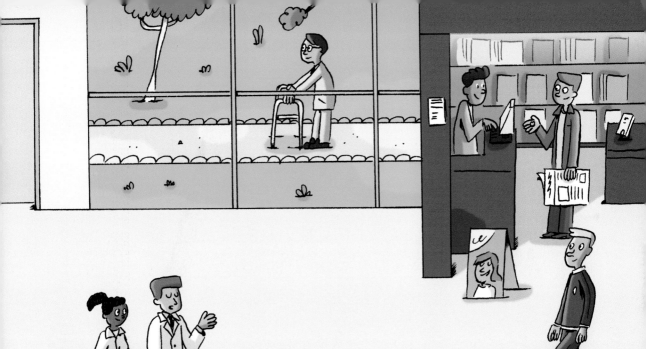

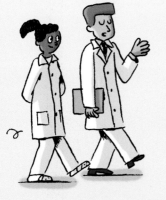

妇产科是什么
地方呢?

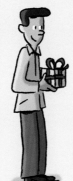

| 急诊科 |
| 运动治疗科 |
| 妇产科 |
| 01-84诊室 |
| 101-162诊室 |
| 会议室 |

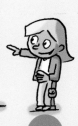

妇产科是妈妈们分娩的地方。在妈妈们生产期间，以及生产后接下来的几天里，会有一位助产士负责陪伴和照料她们。

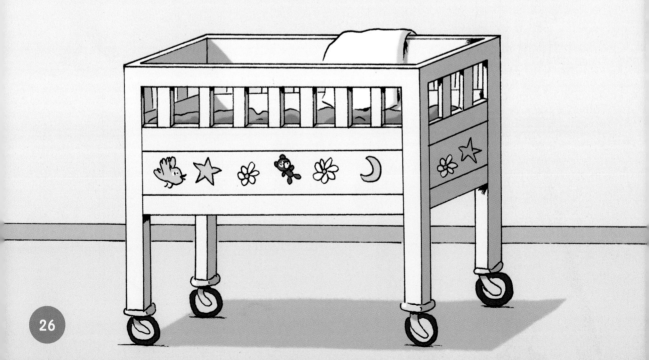

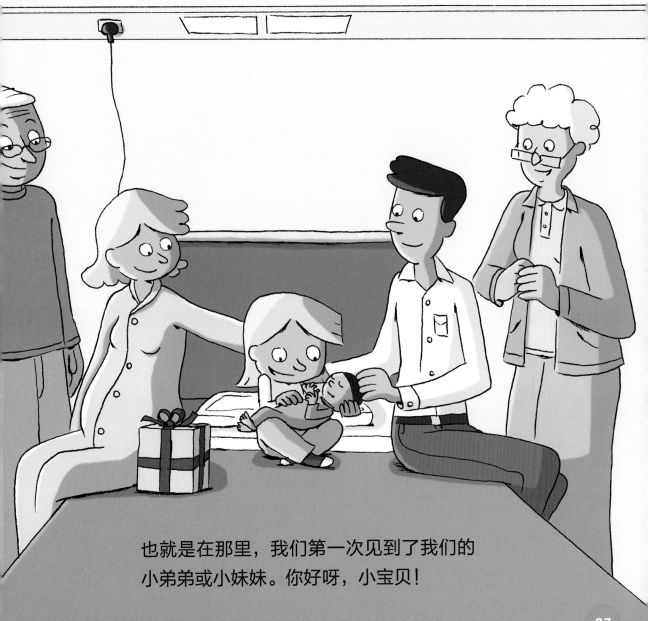

也就是在那里，我们第一次见到了我们的小弟弟或小妹妹。你好呀，小宝贝！

图书在版编目（CIP）数据

亲亲科学图书馆. 医院 ／（法）史黛芬妮·勒迪文 ；（法）帕特里克·舍诺图 ；
沈志红译. — 合肥 ： 安徽教育出版社，2016

ISBN 978-7-5336-8439-6

Ⅰ．①亲… Ⅱ．①史… ②帕… ③沈… Ⅲ．①科学知识－儿童读物②医院－儿童读物
Ⅳ．①Z228.1②R197.3-49

中国版本图书馆CIP数据核字(2016)第253260号

L'hôpital © Editions Milan, France, 2009
著作权合同登记号：皖图字第12161656号

亲亲科学图书馆：医院

QINQIN KEXUE TUSHUGUAN：YIYUAN

出版人：郑 可 策 划：阿卡狄亚 装帧设计：王 晶 译文审订：张 蕾
质量总监：张丹飞 责任编辑：陈海燕 特约编辑：申利静

出版发行：时代出版传媒股份有限公司 安徽教育出版社
地 址：合肥市经开区繁华大道西路398号 邮编：230601
网 址：http://www.ahep.com.cn
营销电话：(0551) 63683012,63683013
印 刷：小森印刷（北京）有限公司

开 本：787毫米×1194毫米 1/24 印张：1.25 字数：15.625千字
版 次：2016年12月第1版 2020年4月第7次印刷
ISBN 978-7-5336-8439-6 定价：12.00元